Dr L. DESPREZ

ANCIEN INTERNE DES HOPITAUX DE LYON

Brides-les-Bains

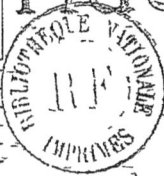

ET

Salins-Moûtiers

SAVOIE

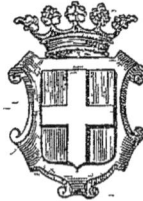

IMPRIMERIE F. DUCLOZ

MOUTIERS

1897

BRIDES-LES-BAINS

ET

SALINS-MOUTIERS

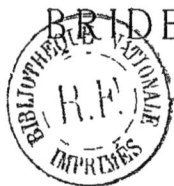

DU MÊME AUTEUR

De la rétraction utérine pendant et après l'accouchement. (Thèse inaugurale), Paris, 1860.

Un mot sur quelques eaux minérales d'Allemagne, Lyon, 1862.

SALINS (Savoie) et ses eaux thermales, Paris, 1879.

BRIDES (Savoie) et ses eaux thermales purgatives, Paris, 1880.

Thermal mineral waters of Brides and Salins (Savoy), 1880.

Article *Salins-Moûtiers* dans le *Guide aux villes d'eaux et bains de mer,* publié par le docteur Macé, 1880

L'obésité, sa nature et son traitement à Brides-les-Bains (Savoie), Paris, 1889.

Du Massage et de la Maskinésitérapie à Brides et à Salins (Savoie), 1889.

Des Maladies que l'on traite à Brides et à Salins Moûtiers, 1889

Brides-les-Bains and Salins-Moûtiers, 1895.

Les maladies du cœur et des vaisseaux à Brides-les-Bains (Savoie) 1896.

Docteur L. DESPREZ

Ancien interne des hôpitaux de Lyon.

Brides-les-Bains

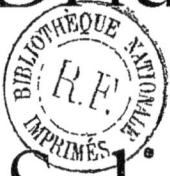

ET

Salins-Moûtiers

(SAVOIE)

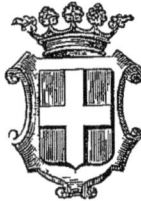

F. DUCLOZ, LIBRAIRE-ÉDITEUR

MOUTIERS		BRIDES-LES-BAINS
Grand'rue		Chalet du Parc
& Quai de la Republique.		Avenue de la Source

1897

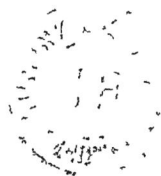

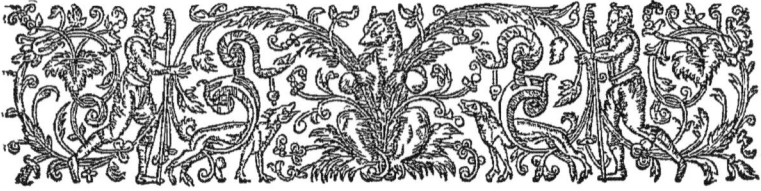

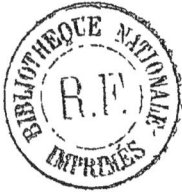

Le travail que je présente aujourd'hui est un simple aperçu, pour donner une idée de nos stations, qui méritent d'être beaucoup plus connues, et plus fréquentées qu'elles ne le sont. Je renvoie pour les détails plus précis aux différentes brochures que j'ai publiées, et dont le titre est au commencement de ce travail. Nos deux sources sont excellentes, uniques dans leur genre, se complétant l'une l'autre, et assez rapprochées pour qu'on puisse les utiliser en même temps. Chacune d'elles peut rivaliser avec certaines des eaux les plus renommées de l'Allemagne, et auraient le même succès qu'elles si elles étaient mieux connues. Elles sont situées dans un pays ravissant, une vallée pittoresque que termine un glacier, un centre d'excursions nombreuses et d'une grande beauté; plusieurs d'entre elles peuvent être comparées à celles de la Suisse, et les alpinistes commencent à les apprécier.

Les administrations précédentes avaient laissé nos stations dans un état un peu primitif; mais une société nouvelle travaille activement pour les mettre à la hauteur des exigences modernes. Les Etablissements thermaux ont été reconstruits et complétés ; on a fait un Casino avec salle de théâtre, de nouvelles constructions surgissent, tout enfin s'améliore, c'est pour cela que nous avons crù utile de faire un appel sérieux au corps médical et au public lui-même, certain que ceux qui l'entendront n'auront pas à s'en repentir.

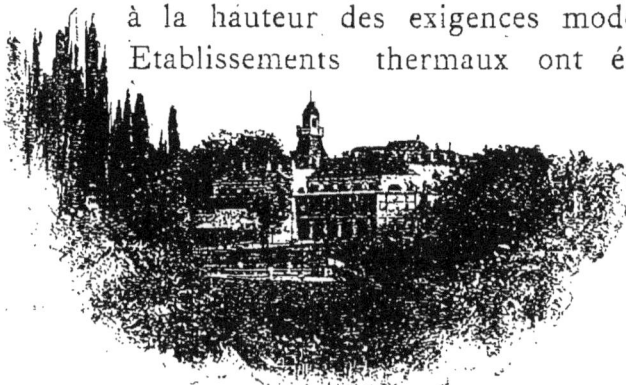

CASINO DE BRIDES-LES-BAINS

BRIDES-LES-BAINS

Il est reconnu aujourd'hui que les maladies chroniques sont en grande partie dues à un vice de la nutrition, et les travaux de Bouchard et de Gautier sur les auto-intoxications ont jeté un grand jour sur cette question. A la tête des moyens capables de les combattre, se trouvent les eaux minérales, et celles surtout qui, à une action incontestable sur les actes nutritifs, joignent les autres facteurs qui concourent au même but : l'altitude, un air pur et vivifiant, une température

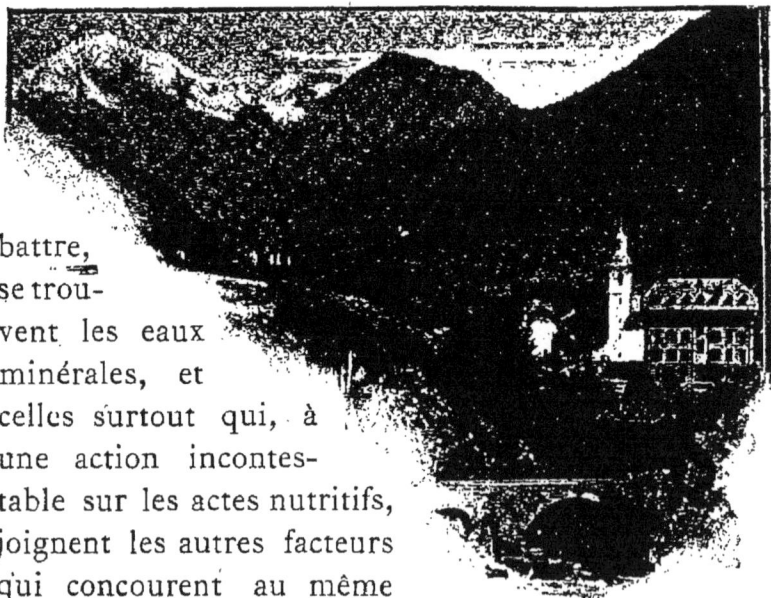

BRIDES LES-BAINS ET GLACIERS DE LA VANOISE.

moyenne et un pays magnifique qui rend facile et agréable l'exercice en plein air.

Tout ceci se trouve dans notre station savoyarde, qui, outre des sources de la plus haute valeur, et tous les facteurs dont je viens de parler, possède des hôtels très confortables, des villas et des appartements particuliers, un Casino et toutes les distractions désirables, tout en conservant un cachet intime et familial très apprécié.

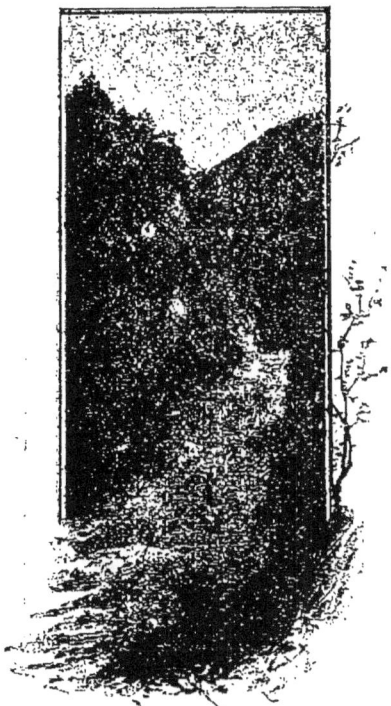

Brides, que l'on a appelé avec raison le *Carlsbad Français*, est situé à 570 mètres d'altitude dans une charmante vallée de la Tarentaise. On y arrive par le chemin de fer P.-L.-M., ligne d'Italie jusqu'à Moûtiers, d'où le trajet jusqu'à Brides (6 kilomètres) se fait en voiture; l'an prochain ce sera en tramway..

Les Eaux sont tièdes (35°), sulfatées calciques, chlorurées sodiques, arsenicales, lithinées et ferrugineuses; elles excitent toutes les grandes sécrétions de

LE DORON

l'organisme tout en le fortifiant; elles sont donc laxatives, diurétiques, diaphorétique, sialagogues, cholagogues et probablement stimulantes pour tous les appareils glandulaires.

Sous l'influence de l'augmentation de toutes ces sécrétions, il se produit une dénutrition exagérée, c'est comme dit Fonssagrive un véritable affouille-

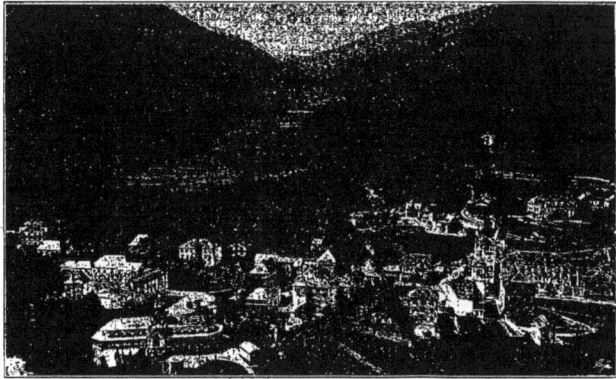

VUE GÉNÉRALE DE BRIDES LES-BAINS

ment, et dans le tourbillon sont emportés les déchets de l'économie, les résidus du travail, et toutes les toxines et ptomaïnes qui empoisonnent l'individu ; mais en même temps sous l'influence de la chaux, des chlorures et du fer, il se fait une réparation complète, il se forme de nouveaux tissus bien élaborés grâce à l'oxygène fixé sur les globules sanguins, et il se produit une véritable régénération de l'organisme. Il n'est donc pas étonnant que notre clinique soit très étendue, et que bien des états morbides, différents en apparence, bénéficient de ce traitement.

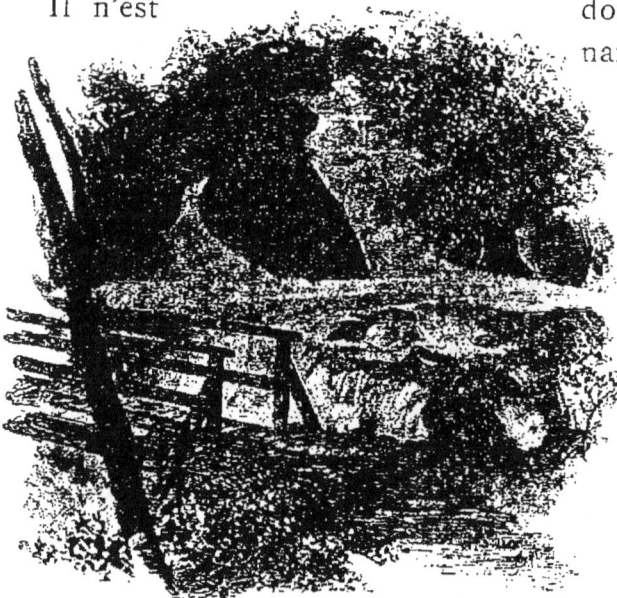

DANS LE PARC

Plus douces et plus toniques que celles de Carlsbad quoiqu'aussi désobstruantes, elles activent puissamment la nutrition, ainsi que le prouve le taux de l'urée qui est ramené à la normale, ainsi que celui de l'acide phosphorique, et elles débarrassent l'économie de toutes les toxines qui produisent l'auto-intoxication, soit en les éliminant, soit en les faisant neutraliser par les glandes qui ont mission de le faire.

L'auto-intoxication, surtout celle d'origine intestinale, est fréquente, la Neurasthénie en dérive souvent,
et elle est justiciable de Brides; une des formes
intéressantes que je rencontre assez souvent, est
celle qu'on observe chez les enfants apathiques,
endormis, inaptes au travail, se plaignant de maux
de tête constants; chez eux les fonctions intestinales
sont insuffisantes, à Brides on les voit changer très
rapidement.

Ainsi que nous allons le voir, nos Eaux s'adressent
aux maladies, qui, en France, relèvent de Vichy, de
Vals et autres
Eaux alcalines,
et qui, en Alle-
magne, sont
adressées à
Carlsbad, Ma-
rienbad, Kissin-
gen, etc. Il est
regrettable que,
chez nous, le

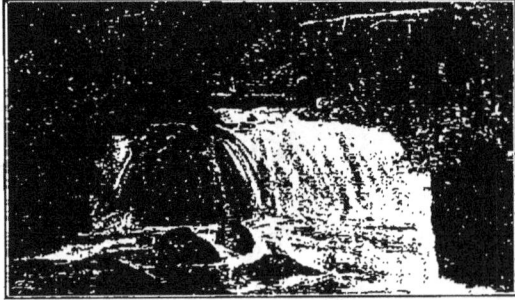

BOIS DE CYTHÈRE

bicarbonate de soude, qui certainement active
puissamment les échanges nutritifs, mais qui
dans beaucoup de cas a des inconvénients sérieux,
règne aussi exclusivement dans notre thérapeutique
balnéaire. Les Eaux franchement éliminatrices et
en même temps fortifiantes comme les nôtres,
seraient dans bien des cas préférables. Si cela était
mieux connu, Brides suivrait les traces de Carlsbad
sa congénère, et obtiendrait bientôt la position
florissante qu'elle mérite à tous égards.

Les principales maladies traitées avec succès à

Brides, sont : d'abord les maladies des voies diges-
tives, l'action stimulante des Eaux sur les glandes et
les épithéliums du tube digestif, tout en activant leurs
sécrétions, tend à les faire se rapprocher de la
normale; en même temps, par une influence spéciale
sur la nutrition des fibres lisses, elles augmentent le
péristaltisme stomacal et intestinal, de là d'excellents
effets dans les affections de l'estomac (dyspepsies
diverses avec *hypo* ou *hyperchlorhydrie)*, atonie,
dilatation, gastrite chro-
nique), et dans celles
des intestins qui sont
si fréquentes de nos
jours, et en tête, l'ato-
nie intestinale et la
constipation. Le
traitement de cette
maladie est une
des spécialités de
nos Eaux, on
sait combien
la constipa-
tion est tena-
ce, et combien

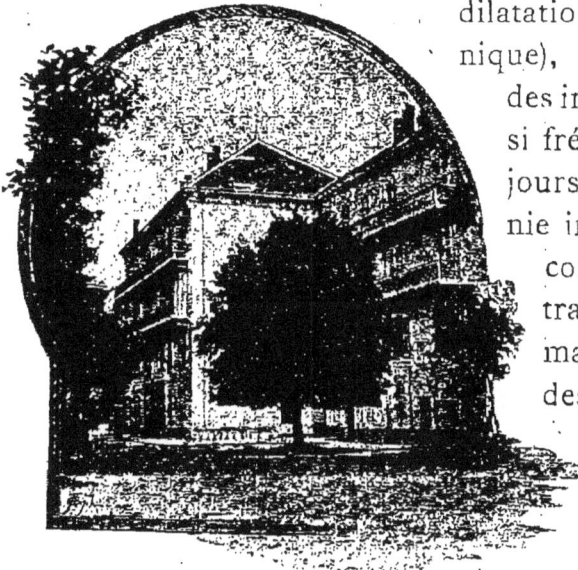

ÉTABLISSEMENT DE BRIDES-LES-BAINS

elle influe sur le moral de celui qui en est affecté,
le traitement de Brides bien dirigé, et fait avec
la lenteur qui est souvent nécessaire, ainsi que je l'ai
écrit déjà bien des fois, amène des résultats excellents.
Puis l'entérite chronique et spécialement l'entéro-
colite muco-membraneuse; dans cette dernière, l'eau
employée en boisson et en lavage intestinal, fait
merveille. La typhlite et l'appendicite à répétition

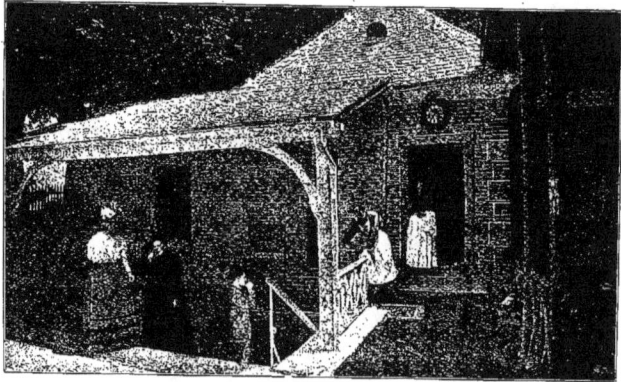

LA SOURCE

sont combattues efficacement, ainsi que l'entéroptose de Glénard.

Les affections du foie se trouvent très bien de notre traitement, il se produit une sécrétion abondante d'une bile fluide, qui déblaie les voies biliaire, et les débarrasse des produits pathologiques venus de l'intestin. En même temps que la déplétion de la veine-porte aide puissamment à décongestionner l'organe. Nous agissons donc très bien dans les

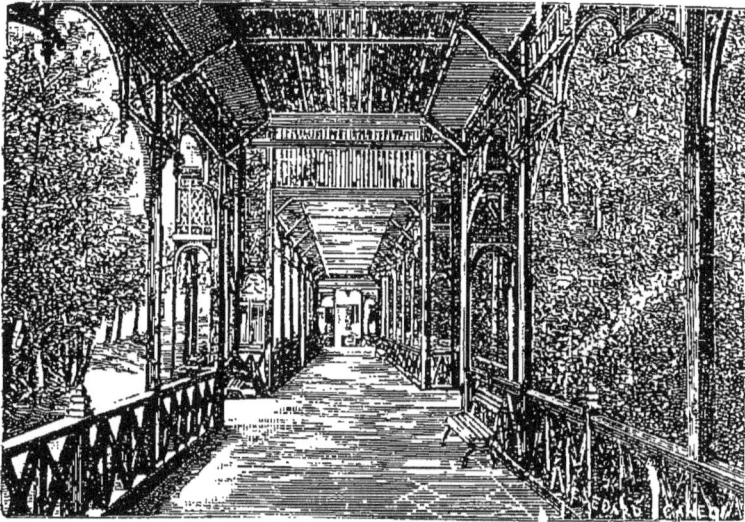

LE PROMENOIR

hypérémies et engorgements du foie, et même dans la cirrhose hypertrophique à ses débuts. Effets très remarquables aussi dans la lithiase biliaire, on sent la vésicule se vider peu à peu des calculs qu'elle contient, et le plus souvent sans aucune douleur. Hayem constate du reste que les Eaux sulfatées mixtes ont cette propriété, qui certainement sera appréciée de tous ceux qui ont eu des coliques hépatiques.

La déplétion de la veine-porte a aussi un retentissement sur toute la circulation abdominable qui est régularisée ; de là d'excellents effets dans les engorgements de tous les organes abdominaux, la pléthore abdominale, les hémorrhoïdes, et dans les congestions des centres nerveux, spécialement dans l'hémiplégie.

Dans la migraine et certaines céphalées tenaces, si souvent liées à des troubles gastro-hépatiques, le traitement de Brides est sans rival.

Très bons effets aussi grâce à la diurèse qu'elles produisent dans la gravelle, les coliques néphrétiques et plusieurs autres affections de l'appareil urinaire.

Leur efficacité dans les affections utérines a été signalée de tout temps, déjà en 1685 le père Bernard religieux de Saint-François écrivait : « les bains sont fort recommandés pour les maladies de la matrice, ils la fortifient, et la disposent à concevoir ». le fait est que dans les affections utérines, traitées selon les cas, soit par les eaux de Brides, soit par celles de Salins, soit par les deux simultanément, on obtient rapidement des effets les plus remarquables ; bien des femmes stériles jusqu'alors leur doivent une maternité longtemps désirée. Aujourd'hui la chirurgie a pris le rôle prépondérant dans ces affections, nous en voyons donc beaucoup moins ; les femmes y ont-elles gagné ? je n'oserais l'affirmer.

Excellentes au moment de l'âge critique, elles permettent de doubler sans accidents ce cap qui est parfois redoutable, elles diminuent les vapeurs et autres malaises, et ont la propriété très appréciable de conserver aux femmes une apparence de jeunesse au moins relative.

Depuis longtemps j'avais dit qu'on pouvait obtenir
d'excellents résultats dans les maladies du cœur et
dans celles des vaisseaux, l'an dernier j'ai traité plus
longuement cette question, j'ai dit que bien des
cardio-pathies étaient amendées, surtout l'endo-
cardite infectieuse, l'état graisseux du cœur, l'hyper-
trophie de croissance et les troubles nerveux car-
diaques, puis l'artério-sclérose et les angines de
poitrines de différente nature ; enfin les maladies des
veines, phlébites anciennes et varices.

Les maladies qui sont dues à une défectuosité de
la nutrition se trouvent très bien aussi de leur
usage : la goutte est combattue doucement mais
sûrement, et les malades ne payent pas leur soulagement d'un formidable accès, comme cela arrive à
la suite de la cure dans plusieurs autres stations.

Le diabète dans lequel on voit assez rapidement
la soif disparaître, le sucre diminuer, l'urée repren-
dre son taux normal et les forces renaître.

Enfin l'obésité, dont le traitement est institué à
Brides d'une manière toute spéciale, et à propos de
laquelle j'ai indiqué spécialement mes idées. A cette
nomenclature je pourrais ajouter même la maigreur
qui souvent résulte, elle aussi, d'une mauvaise nutrition, et qu'alors nous combattons avec succès.

Les Eaux s'emploient en boisson, bains, douches
de toute nature, bains de vapeur ; un torrent alimenté
par la fonte des neiges nous permet de faire de l'hy-
drothérapie avec de l'eau à 8° ou 9°. Depuis longtemps nous employons le massage sous toutes ses
formes et l'électricité.

La principale piscine de Brides occupe un griffon

de la source ; c'est donc dans une eau vivante, char-
gée d'acide carbonique et d'électricité qu'on se bai-
gna. On connaît l'influence merveilleuse de cette
chaleur naturelle, de cet acide carbonique, de cette
minéralisation à l'état naissant. Quant à l'électricité
qui donne la vie à ce bain, Garigou vient de lui
découvrir encore une nouvelle propriété, qui est de
faire absorber par la peau, les principes minérali-
sateurs du bain.

Ces conditions réunies, augmentent de beaucoup
les bons effets des eaux de Brides, ce sont elles aussi
qui donnent une telle supériorité à celle de Salins,
dont tous les bains sont donnés à eau courante.

SALINS-MOUTIERS

Salins, comme pittoresque, est moins bien doué
que Brides, dont il est distant de 4 kilomètres seule--

VALLÉE DE
SALINS-MOUTIERS

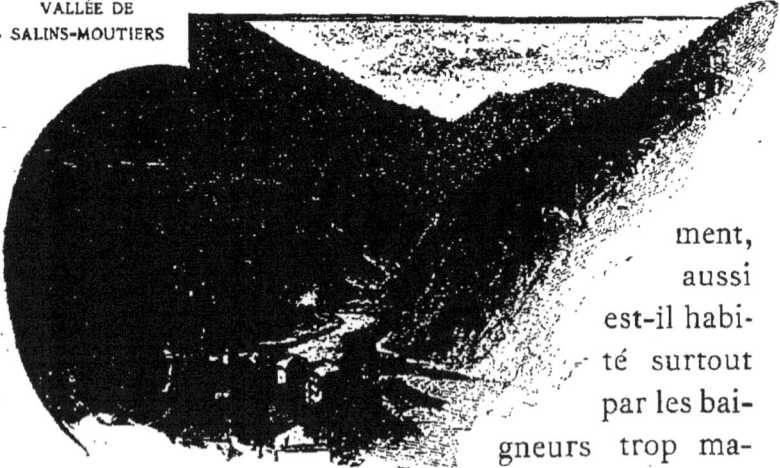

ment,
aussi
est-il habi-
té surtout
par les bai-
gneurs trop ma-
lades pour sup-
porter ce court trajet quotidien ; tous les autres

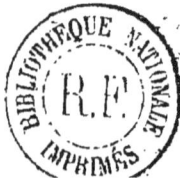

logent à Brides, qui est le centre, et descendent seulement pour faire leur traitement. C'est du reste cette proximité qui nous permet d'employer souvent nos deux sources à la fois et d'obtenir ainsi des résultats beaucoup plus complets.

Véritable *mer thermale*, ainsi que l'appelait mon excellent confrère Trésal, aussi bien par leur abondance que par leur minéralisation, les Eaux de Salins sont d'une richesse et d'une puissance incomparables. Elles sont chlorurées sodiques fortes, sulfatées, arsenicales, lithinées, ferrugineuses et gazeuses; elles contiennent 16 gr. 6919 de principes fixes par litre : leur température est de 36°, et les bains sont donnés à eau courante, dans les conditions que j'indiquais à propos de Brides. La puissance de ces bains est telle que pour beaucoup de baigneurs le temps doit en être rigoureusement mesuré sous peine d'accidents, et qu'il n'est pas prudent d'y faire une cure sans direction.

Les Eaux de Salins, sont donc très puissantes, Gubler les regardait comme supérieures à Kreuznach et Nauheim dont l'Allemagne est si fière, de même qu'elles le sont aux autres Eaux salines françaises, dont plusieurs ont certainement une minéralisation plus forte, mais qui ne possèdent pas cette vie spéciale qui caractérise les nôtres. Grâce à leur composition et à leur acide carbonique, elles peuvent être bues en quantité suffisante pour agir efficacement, chose si importante toutes les fois que l'on veut produire un effet profond. Ce sont donc des Eaux de la plus grande valeur.

Conformément à l'action que Robin a reconnu

aux eaux salines, elles activent énormément la nutrition et facilitent l'oxydation des toxines qu'une élimination incomplète retient encore dans l'économie.

Leur effet caractéristique est un réveil de toutes les fonctions vitales et un relèvement des forces, et cet effet se produit sur les gens de tout âge, aussi toutes les fois que chez nos baigneurs de Brides, il est nécessaire de produire une tonification sérieuse, et qu'il n'y a pas de contre indication, nous avons recours à ce moyen héroïque. Mais c'est surtout chez les enfants que les effets sont les plus merveilleux. Tous ces enfants des villes que l'on surmène intellectuellement, qui ne font pas d'exercice, n'absorbent pas assez d'oxygène et ne l'utilisent pas ; ils sont trop couverts ou quelquefois pas assez ; ils sont pâles, maigres, ou au contraire bouffis ; lymphatiques en général, ils transpirent la nuit, surtout de la tête, et s'enrhument facilement pendant l'hiver. On les envoie sou-

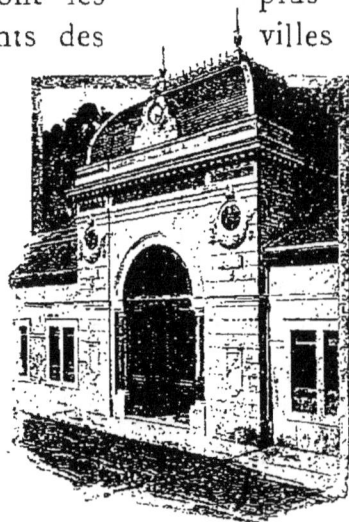

PAVILLON CENTRAL DE L'ÉTABLISSEMENT THERMAL DE SALINS MOUTIERS

vent au bord de la mer, mais ils ne peuvent s'y baigner utilement, l'eau froide ne leur va pas, ils ne réagissent pas. Dans nos stations au contraire ils se trouvent admirablement bien et, ils s'y transforment ; ils deviennent bientôt actifs, tapageurs et indisciplinés ; mais en mêmes temps ils reprennent appétit, forces et couleurs. Ils se développent, et

les hivers suivants, ils seront moins susceptiblés,
s'enrhumeront beaucoup moins, et travailleront avec
plus d'entrain.

Nos Eaux stimulent vivement la circulation, mais
surtout la circulation blanche, le système lymphati-
que, c'est pour cela qu'elles sont résolutives, et
qu'elles provoquent la résorption des divers exsudats.
Quand la maladie est de nature infectieuse, elles
activent certainement la phagocytose, et aident ainsi
l'économie à se débarrasser de l'élément microbien.

Elles combattent particulièrement le lymphatisme
et la scrofule avec leurs manifestations ganglionnai-
res, muqueuses, osseuses etc., alors même que celles-
ci sont, ce qui arrive souvent, si ce n'est toujours,
de nature tuberculeuse. Nous voyons en effet rétro-
céder des adénites et des tumeurs qui sont indubita-
blement tuberculeuses, et même des cas de tubercu-
lisation pulmonaire au début. Quelques cas que j'ai
eu l'occasion d'observer, me portent a croire que
chez les enfants qui ont à redouter les effets d'une
hérédité fatale, on ne devrait pas se contenter de la
guérison des premières manifestations de la maladie,
mais qu'ils devraient revenir de temps en temps
faire un traitement préventif, jusqu'à ce qu'ils eussent
dépassé l'âge où la maladie a l'habitude de faire une
réapparition brutale et rapidement funeste. On
pourrait ainsi souvent prévenir ces accidents si tris-
tes ; cette opinion du reste est tout à fait celle de
Huchard.

Ces Eaux agissent fortement sur le système nerveux,
aussi sont-elles très bonnes dans la neurasthénie et
dans certaines affections nerveuses où domine la

dépression, et même dans certaines paralysies. Je dirai même que dans l'hémiplegie l'action si décongestionnante des Eaux de Brides permet de commencer le traitement bientôt après l'accident cérébral, et par conséquent avec beaucoup plus de chance de succès.

Mention spéciale pour la paralysie infantile avec atrophie, j'ai obtenu dans cette maladie si grave quelques succès des plus remarquables.

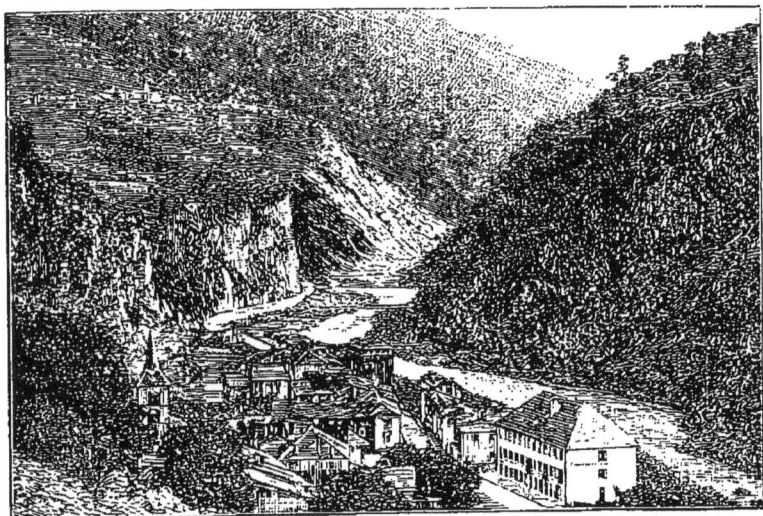

VUE GÉNÉRALE DE SALINS

Effets sérieux sur le système génito-urinaire, provenant soit de l'action sur le système nerveux et sur la circulation, soit de l'effet tonique général ; chez l'homme la virilité est réveillée, et on obtient de bons résultats dans l'impuissance et dans les pertes séminales. Chez la femme l'aménorrhée, la disménorrhée et la leucchorée sont puissamment combattues ; il en est de même de l'incontinence d'urine dans les deux sexes.

Enfin je reparlerai du traitement des affections utérines, dans lesquelles nous avons tant de succès : « la balnéation chlorurée-sodique intensive est préconisée avec succès contre les phlégmasies chroniques du tissu cellulaire et du péritoine pelviens, dont la ténacité ne résiste guère à l'action résolutive et résorbante du traitement thermal, dit le Docteur Baudin, et il insiste sur l'action puissamment bienfaisante de ces chlorurées fortes contre les metropathies, même lorsque les processus infectieux se trouvent mélangés intimément aux proliférations inflammatoires » c'est absolument ce que notre expérience nous permet d'affirmer aussi. Nous avons vu bien des fois se résoudre des inflammations et des exsudats péri-utérins succédant à des couches, des fausses couches ou même à d'autres genres d'infection et cela assez rapidement. Nos Eaux ont une action tout à fait spéciale sur les fibrômes et myômes utérins, et en provoquent la diminution d'une façon très remarquable. Enfin je ne reparlerai pas de la stérilité, quoique Salins plus encore que Brides puisse revendiquer l'honneur de la combattre.

Telles sont les principales maladies auxquelles s'adressent nos Eaux, nous les employons selon les cas, en boisson, bains, douches internes et externes, pulvérisation..... mais je le répète, comme elles sont très puissantes, elles demandent à être prises sous une direction prudente et attentive, et il y a à leur usage des contre-indications formelles. Non-seulement tous les états qui s'accompagnent de tendances fébriles et inflammatoires, mais encore les cas de pléthore avec disposition aux congestions viscérales et surtout à la congestion du cerveau. Les maladies du cœur, l'artério-schlérose, et enfin certains états nerveux excessifs. Mais là encore c'est le médecin qui doit être juge, car si chez quelques-uns de ces malades le moindre contact avec l'eau produit des excitations extrêmes, il y en a d'autres au contraire qui y trouvent un bien être et une sédation extraordinaires.

La cure normale dans nos stations est de 20 à 30 jours ; mais elle doit se prolonger au-delà quand on veut obtenir un effet profond, souvent même on en fait deux de suite avec un repos au m-lieu.

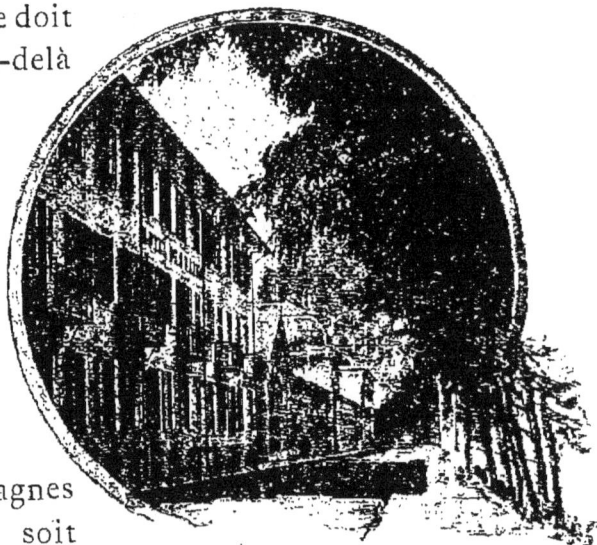

ÉTABLISSEMENT DE SALINS

Quoique dans nos montagnes la chaleur ne soit pas très forte et que même au plus fort de l'été nous ayons toujours des soirées, des nuits et même des matinées excellentes, le meilleur moment pour la cure est certainement au début ou à la fin de la saison, c'est-à-dire de la fin Mai au 10 juillet ou à dater du 20 août. On ne profite pas il est vrai du moment le plus brillant, mais avec une température modérée la cure se fait dans de meilleures conditions, et l'on peut plus facilement faire de l'exercice, ce qui est un si bon adjuvant pour le traitement.

Voici ce que nous voulions dire à propos de nos stations, heureux si nous pouvons inspirer à quelques malades la pensée de venir dans nos montagnes; nous sommes certains qu'ils seront satisfaits de leur séjour parmi nous, et que comme, leurs devanciers, ils emporteront, outre un soulagement sérieux, un bon souvenir, et le désir de revenir chaque année.

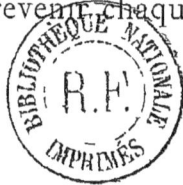

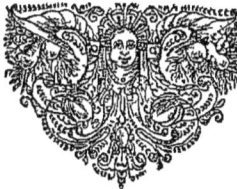

1157-97. — Moûtiers (Savoie), imp. F. DUCLOZ.

ANALYSE DES EAUX

DE

BRIDES-LES-BAINS ET SALINS-MOUTIERS

Faite en 1890 par le professeur Willm

	BRIDES	SALINS
Acide carbonique des bicarbonates	0,2934	0.5906
— libre	0,1017	0,3854
Carbonate de calcium	0,3133	0,6488
— de magnésium	0,0112	0,0089
— ferreux	0,0078	0,0136
Silice	0,0464	0,0332
Chlorure de sodium	1,8318	13,4886
— de potassium	. . . .	0,1695
Sulfate de sodium	1,1604	. . . .
— de potassium	0,0940	0,3950
— de lithium	0,0095	0,0046
— de calcium	1,7143	2,0638
— de magnésium	0,5288	0,8460
Arsénicate de sodium	0.0006	0,0007
Phosphates, bromures, iodures.	Traces	Traces
Matières organiques et pertes	. . . .	0,0192
TOTAL.	6,1132	16,6910

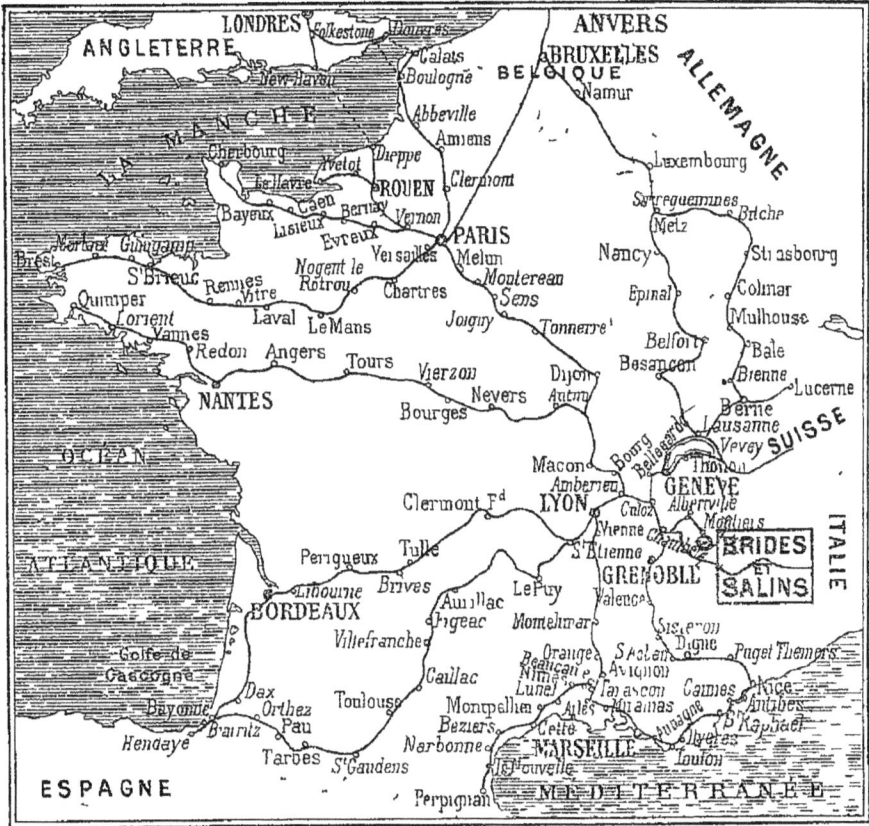

ANGLETERRE — LONDRES — Folkestone — Hongres — ANVERS
BRUXELLES — BELGIQUE — ALLEMAGNE
Calais — Boulogne — Namur
New-Haven — Abbeville — Amiens
LA MANCHE — Dieppe — Luxembourg
Cherbourg — Avelot — Clermont — Sarreguemines — Briche
Le Havre — ROUEN — Vernon — Metz
Bayeux — Caen — Bernay — PARIS — Nancy — Strasbourg
Morlaix — Guingamp — Lisieux — Evreux — Versailles — Melun — Epinal — Colmar
Brest — S.Brieuc — Rennes — Vitré — Nogent le Rotrou — Chartres — Montereau — Mulhouse
Quimper — Laval — Le Mans — Sens — Tonnerre — Belfort — Bâle
Lorient — Redon — Angers — Joigny — Besançon — Brienne — Lucerne
Vannes — Tours — Vierzon — Dijon — Berne — Lausanne
NANTES — Bourges — Nevers — Autun — Vevey — SUISSE
OCÉAN — Macon — Bourg — Bellegarde — Thonon
Clermont F.d — LYON — Amberieu — GENEVE — Calox — Albertville — Moutiers
ATLANTIQUE — Perigueux — Tulle — Vienne — Chambery — ITALIE
Brives — S.Etienne — GRENOBLE — BRIDES ET SALINS
Libourne — Aurillac — Le Puy — Valence
BORDEAUX — Figeac — Montelimar — Sisteron
Villefranche — Digne — Puget Themers
Golfe de Gascogne — Cahors — Orange — S.Pol.et — Avignon — Cannes — Nice
Dax — Toulouse — Nimes — Tarascon — Arles — Miramas — Antibes
Bayonne — Orthez — Pau — Lunel — Cette — Hyeres — S.Raphael
Hendaye — Biarritz — Beziers — Montpellier — La Fouvelle — Toulon
Tarbes — S.Gaudens — Narbonne — MARSEILLE
ESPAGNE — Perpignan — MÉDITERRANÉE